公共卫生事件
安心自助手册

中国科协学会服务中心 主编
中国心理学会 编著

世界图书出版公司

北京 · 广州 · 上海 · 西安

图书在版编目（CIP）数据

公共卫生事件安心自助手册 / 中国科协学会服务中心主编 . —北京：世界图书出版有限公司
北京分公司，2021.1
ISBN 978-7-5192-8251-6

Ⅰ.①公… Ⅱ.①中… Ⅲ.①公共卫生—突发事件—卫生管理—中国—手册 Ⅳ.① R199.2-62

中国版本图书馆 CIP 数据核字 (2020) 第 269057 号

书　　名	公共卫生事件安心自助手册	
	GONGGONG WEISHENG SHIJIAN ANXIN ZIZHU SHOUCE	
主　　编	中国科协学会服务中心	
责任编辑	梁沁宁	
装帧设计	琢磨琢磨科技（北京）有限公司	
出版发行	世界图书出版有限公司北京分公司	
地　　址	北京市东城区朝内大街 137 号	
邮　　编	100010	
电　　话	010-64038355（发行）　64037380（客服）　64033507（总编室）	
网　　址	http://www.wpcbj.com.cn	
邮　　箱	wpcbjst@vip.163.com	
销　　售	新华书店	
印　　刷	大悦印务（北京）有限公司	
开　　本	880mm×1230mm　1/32	
字　　数	40 千字	
版　　次	2021 年 1 月第 1 版	
印　　次	2021 年 1 月第 1 次印刷	
国际书号	ISBN 978-7-5192-8251-6	
定　　价	15.00 元	

△ 策划组

总策划：申金升

策　划：朱文辉　李　芳

执　行：任事平　张海波　刘　欣　李肖建　唐思勤

△ 编委会

主　编：刘正奎　孙小妹

编　委（按姓氏音序排列）：安媛媛　韩　茹　刘华清　张雨青

编写组：杨亦翩　皮奥睿　钟何静　解　芳　段苏怡　杨　波
　　　　金　昭　刘　洋　吴坎坎

第一章 疫情防控心理小问答
Q&A

Q1: 人们面对突发性公共事件的反应通常有哪些?

A: 新冠肺炎疫情属于公共卫生事件，人们受到这次疫情影响可能会出现相似且具有一定传染性的应激心理反应。此类事件对于人们心理状态的冲击有可能是急性的，也有可能是长期的[1]。常见的影响主要体现在情绪、行为、人际关系、生理、认知方面。在事件发生后的不同阶段，人们可能会感受到焦虑、恐慌、抑郁、烦闷、愤怒、自责、敌对等负面情绪。在行为方面，人们可能会产生因疑病而不停就医、非理性抢购囤货，或反复洗手、消毒等强迫行为。同时，你也许会发现自己对于人际关系的处理变得更为敏感；自己或身边的人对于某些受疫情影响严重地区的民众产生歧视或者污名化的现象[2][3]。

参考文献:

[1] 苏莉，韦波.突发公共卫生事件下的群体[J].中国行为医学科学，2005,14(17): 1139-1141.
[2] 苏斌原，叶苑秀，张卫，林玛.新冠肺炎疫情不同时间进程下民众的心理应激反应特征[J].华南师范大学学报(社会科学版)，2020, (3): 79-94.
[3] 王敏佳，杨畔，黄茵.从突发公共卫生事件——新冠肺炎疫情看国民心理建设的意义.[J].现代医药卫生.2020, 36(19).

Q2: 人们对于创伤性事件的反应受哪些因素影响?

A: 即使经历同样的疫情，人与人的反应也可能会不一样：对某些人来说这可能只是一个短暂的应激事件，而对某些人来说这可能会造成一定的心理创伤。每个人对于创伤事件的反应会受个人内因（年龄、性别、认知能力、性格特点、应对方式等），事件性质（事件的严重程度、持续时间、影响范围）和所处环境（安全程度、资源数量、社会态度等）等多重因素的影响[4][5]。在这里需要指出的是，同一个事件对不同群体的威胁程度（暴露程度）可能也不尽相同。例如，如果你是与病毒有过直接接触的患者、患者家属、医护人员或一线的社区服务人员，本次疫情对于你来说可能是涉及死亡或死亡威胁的心理创伤事件。

Q3: 疫情期间产生的紧张、焦虑、抑郁等负面情绪会持续多久?

A: 某些群众在经历新冠疫情等突发公共事件的最初1~2周内,可能会感到焦虑、紧张,甚至怀疑自己感染了新冠肺炎病毒。在3~4周时,恐慌的情绪相对平缓,但烦闷、无聊、愤怒等情绪开始逐渐显现。已有调查显示,从第5周开始,大多数人会经过调整进入适应期,并能够以适应的方式和心态投入日常的学习、工作。当然,由于目前仍处于疫情常态化防控阶段,人们可能还需要较长的一段恢复期使生活回到正常的轨道[2]。需要提出的是,疫情期间,人们的抗疫经历、参与程度、受影响程度各有不同。因此,每个人负面情绪的严重程度及持续时间也会有一些个体差异。

Q4: 在经历创伤性事件后,为什么有些人会产生无助感?

A: 疫情期间因病毒的出现和发展而感到强烈、持续的失控感,有可能会使你产生无助的体验。如果一个人在一种无法控制的负面情境下多次体验到失败,即便有能力改变困境也放弃了继续尝试,这种感受被称为习得性无助[6]。有三个指标可以帮助判断你是否正在体验习得性无助:1)对于困境的消极回应;2)不相信自己对于困境有任何控制能力;3)持续的压力。同时,你可能会出现自卑、对生活丧失兴趣等现象[4]。长期的失控感也有可能影响你的的情绪、看问题的角度和主动解决问题的意愿[7],某些固定的思维模式、资源的匮乏、现实客观的局限、自责的心态等因素也与习得性无助感的产生有一定的关联[2]。有时候,习得性无助感可能会转化为长期的焦虑、抑郁等负面情绪或症状,这时应引起注意并及时寻求专业帮助。

参考文献:

[4] Flannery, R. B & Harvey, M.R. (1991). Psychological trauma and learned helplessness: Seligman's paradigm reconsidered. Psychotherapy: Theory/ Research/Practice/ Training, 28(2):374-378.

[5] Harvey, M. R. (1989). An ecological approach to the treatment of trauma victims. Cambridge, MA: Unpublished manuscript, The Cambridge Hospital.

[6] Nuvvula S. (2016). Learned helplessness. Contemporary Clinical Dentistry, 7(4), 426–427. Retrieved from: https://doi.org/10.4103/0976-237X.194124.

[7] Zhou, X., He, L., Yang, Q., Lao, J., & Baumeister, R. F. (2012). Control deprivationand styles of thinking. Journal of Personality and Social Psychology, 102(3), 460–478. https://doi.org/10.1037/a0026316.

Q5: 疫情期间/过后，为什么很多人产生了一种愧疚感？

A: 在这次疫情中，如果你是一名患者，你可能会因为传染了其他人，最终自己康复但他人（尤其是你的亲人）却失去生命而感到内疚；如果你是一名医护人员，你也可能会因为没能成功救治某位病人或有同事不幸感染甚至离世而心存愧疚；如果你是一名未曾患病的普通群众，你也可能会因为自己能舒服地在家隔离、自己的工作未受疫情影响等原因而感到歉疚[1][8]。这种心态叫作幸存者内疚，它容易让你认为自己本可以做更多的事去改变事情的结果[9]。当你有这种心态时，可参考以下建议来调整自己的状态：1）学会接纳自己的情绪，明白这种情绪是正常的；2）多与他人聊天；3）试着做一些事情来转移注意力；4）为他人提供力所能及的帮助。

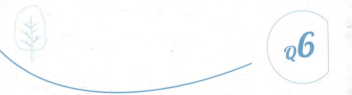

🔍 参考文献: ⭐

[8] 丛中．突发事件心理危机与干预[PPT]．北京大学精神卫生研究所，2006．

[9] Leonard, J. (2019). What is survivor's guilt? Medical News Today. Retrieved from: https://www.medicalnewstoday.com/articles/325578

[10] Roffman, A. E. (2020). A work in progress: Family resilience & COVID-19. NYU Langone Health. Retrieved from: https://nyulangone.org/news/work-progress-family-resilience-covid-19.

Q6: 抗疫的经历会对个体的家庭关系造成什么样的影响？

A: 疫情期间，你和家人的所见、所闻、所感都会或多或少地影响你们的家庭关系。如果你的家人战斗在抗疫一线，你也许会担心他感染上新冠病毒，会担心他过度操劳，有时候你也许会有点儿怪他不顾自己的身体、不顾自己的小家……他也会担心自己所处的工作环境也许会把病毒带给你，甚至因此自责。这些情绪都是"爱"的反应，在我们担忧、操心的时候，可以和家人适时、适当地交流，互相支持，就能避免或化解彼此的心结。如果你和你的家人都隔离在家，这个意外的假期也许是难得的时光。在这段日子里，你们彼此陪伴，也许会增进关系和感情。当然，这段时间对你们来说，也可能是个挑战，让你们直面平时避而不谈的矛盾。无论如何，你们都有了大量的时间来体会、反思并调整你们平常的相处模式[10]。如果你们趁着这段日子，增进彼此的了解，那么你们的家庭关系会变得更好。

参考文献：⭐

[11] Center for Disease Control and Prevention. (2020). Greif and Loss. Retrieved from: https://www.cdc.gov/coronavirus/2019-ncov/daily-life-coping/stress-coping/grief-loss.html
[12] Triplett, K. N., Tedeschi, R. G., Cann, A., Calhoun, L. G., & Reeve, C. L. (2012). Posttraumatic growth, meaning in life, and life satisfaction in response to trauma. Psychological Trauma: Theory, Research, Practice, and Policy, 4(4), 400-410. Retrieved from: https://doi.org/10.1037/a0024204.

Q7: 疫情结束后有哪些需要关注的丧失？

A: 在这次疫情中，你可能失去了亲朋好友，你的一些重要身份（如父母、儿女等）也会因此不复存在，之前习以为常的日程安排可能会发生巨大的变化，这种种经历都会让你感到你失去了对于自己生活的掌控。此外，你可能失去了经济来源，也可能会因为失去职业身份而感到迷茫。即便还在岗，你或许会疑惑自己工作的意义。另外，由于疫情不能聚餐，不能出去活动，无法亲临毕业典礼，不得不推迟婚礼、难得的假期等重要活动，也可能带给你失落或遗憾的情绪[11]。这一切可能会让你原本坚信的一些原则发生动摇，甚至崩塌[8]。从心理健康的角度来说，如果你或你认识的人丧失了对于生活的热情，失去了对于以前热爱的东西的兴趣，或产生了生命没有什么意义的想法，就需引起重视并及时寻求专业帮助。

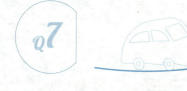

Q8: 抗疫的经历能否给人带来一些积极的影响？

A: 长期在家隔离而不知道做什么的你，可能学起了烘焙，学会了做几个新菜，或者学起了一门新的语言……看着新闻里报道的全球疫情，体会到世事无常的你，可能向周围的人送去了更多的爱与关心。这些通过与负面经历（自然灾害或离异、丧亲等人生坎坷）抗争而产生的正面变化，就像种子落在石头缝里也能顽强地生根发芽一样，被统称为创伤后成长。五种常见的创伤后成长分别为：1）发现自己比想象中的强大；2）获得与他人更深的关系；3）学会对生活的欣赏；4）精神层面的变化（例如开始关注内心的成长）；5）发现新的人生意义[12]。在创伤后成长的过程中，你有可能通过找到或重新定义自我、人际关系和生命意义而提升对于生活整体的满意度、获得感。

第二章　心理调适 123

1. 心理自评工具箱 （请你试试扫描此处的二维码）

a. 心理健康自评问卷 (SQR-20) [1][2]

b. 创伤后成长评定量表 (PTGI) [3][4][5]

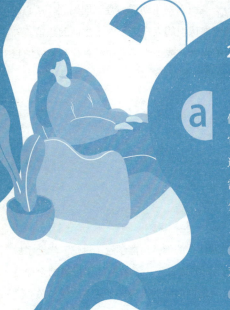

2. 心理调适训练集

腹式呼吸训练： 腹式呼吸的练习是通过调整我们的呼吸方式和节奏，进而调节我们的生理状态。它可以帮助我们从担心、害怕、急躁等负面情绪中逐渐抽离出来，使人整体放慢、放缓。根据自己的需求，你可以以每次做 1~2 分钟，也可以做 10~15 分钟。现在闭上眼睛，感受你的呼吸吧。

① 找到舒服的姿势，平躺或双脚接地坐在椅子上，双手放在腿上或椅子扶手上。

② 放慢当前的呼吸，并调整为用鼻子吸气，用嘴呼气。

③ 吸气时心里默数 4~6 秒，呼气时默数 5~7 秒；一吸一呼之间可以选择性地停顿 1~2 秒。

④ 一边调整呼吸，一边把一只手放在胸口，另一只手放在腹部。

⑤ 呼吸过程中，尽量让放在胸口的那只手没有起伏或小幅度起伏，放在腹部的那只手在吸气时能感受到腹部隆起，吐气时感受到腹部下沉。

⑥ 维持这样慢速、深入腹部的呼吸。

b **冥想练习：**冥想的方法有很多，其目的不在于达到心无杂念、完全放空的状态，而是有意识地去聚焦，并允许思绪的来去自由，不强加控制。练习初期请跟随专业的引导进行冥想，熟练之后可以自行练习。这里承接上面的腹式呼吸训练举一个例子：

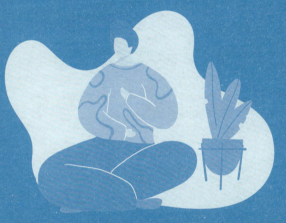

① 在练习腹式呼吸的过程中，将注意力集中于你的呼吸上。

② 感受空气进入鼻腔时的温度，跟随气流进入你的气管、肺部、腹部，体会腹部隆起时的张力、下沉时腹腔的挤压感。

③ 觉察气流从嘴里吐出时的温度，是否和吸入时有所不同。

④ 现在将注意力放到你所处的环境中，开启你的感官，去感受房间里的声音、气息、温度、氛围；去感受你的后背贴着椅子的感觉、脚掌贴合地面的感觉。

⑤ 如果你发现你的思绪飘走了，那也没关系，轻轻地把它拉回到你的呼吸、感受上来。

⑥ 持续至少 1~2 分钟，可根据自身情况延长时间。

[1] Beusenberg, M, Orley, John H & World Health Organization. (1994). Division of Mental Health: A User's guide to the self reporting questionnaire.

[2] Chen, S., Zhao, G., Li, L., Wang, Y., Chiu, H., & Caine, E. (2009). Psychometric properties of the Chinese version of the self-reporting questionnaire 20 (SRQ-20) in community settings. International Journal of Social Psychiatry, 55(6), 538-547.

[3] Tedeschi, R. G., & Calhoun, L. G. (1996). The posttraumatic growth inventory: Measuring the positive legacy of trauma. Journal of Traumatic Stress, 9(3), 455-471.

[4] 耿亚琴，许勤，刘惠贤，许湘丽. 中文版创伤后成长量表在多发伤幸存者中应用的信效度分析 . [J]. 中华护理杂志，2011，46(10).

[5] 汪际，陈瑶，王艳波，刘晓虹. 创伤后成长评定量表的修订及信效度分析 . [J]. 护理学杂志，2011，26(14): 6-28.

C   **认知重组：**考虑问题时有时我们会有一些纠结的想法（钻牛角尖），如非黑即白的绝对性思维、过于极端的灾难性思维等 [6]，我们可以通过以下步骤尝试换一种方式想问题：

① 认识到自己正在采用的思维方式可能会危害自己（如"我出门就会被感染"这样的绝对性思维）。

② 认识到这种想法会对自己的行为造成什么样的影响，给自己带来怎样的情绪（如感到害怕，拒绝出门）。

③ 评估这种想法的准确性。

④ 列举支持和不支持自己这种想法的证据。

⑤ 根据列举出来的内容，调整自己的想法，使它更加客观、准确、实际（如只要我不去聚集、密闭的空间，不与人发生密切接触，被感染的可能性是很小的）。

⑥ 观察调整过的想法是否给自己的行为和情绪带来了相应的变化（如焦虑减轻，可以戴上口罩出门）。

[6] Boyes, A. (January 21, 2013). Cognitive restructuring: Six ways to do cognitive restructuring. Psychology Today. Retrieved from https://www.psychologytoday.com/us/blog/in-practice/201301/cognitive-restructuring.

[7] Triplett, K. N., Tedeschi, R. G., Cann, A., Calhoun, L. G., & Reeve, C. L. (2012). Posttraumatic growth, meaning in life, and life satisfaction in response to trauma. Psychological Trauma: Theory, Research, Practice, and Policy, 4(4), 400–410. Retrieved from: https://doi.org/10.1037/a0024204.

科学地"钻牛角尖": 一般情况下，在一件事情上钻牛角尖会让我们越来越想不开，甚至导致抑郁情绪的产生。然而，有目的、有针对性的反复思考有时会给人们带来积极的影响，甚至激发一些进步和成长[7]。让我们一起来看看如何科学地"钻牛角尖"：

1 在给自己带来负面影响的事件发生后，有意识地主动对于事件的经过和自己的经历进行反复思考。

2 在反思的过程中，聚焦于以下几个方面：

ⅰ. 自己在事件中的感受。

ⅱ. 应对、解决事件以及与困难抗争的方法（聚焦于自己已经具备的能力，想想自己是如何坚持到现在的）。

ⅲ. 是否学到了任何经验、教训。

ⅳ. 是否有人生观、世界观、价值观受到了挑战；如果有，如何调整或建立新的三观。

ⅴ. 事件的发生在自己的生活、生命中具有什么样的意义。

3 尽量避免过分关注事件造成的消极影响，避免否定或不肯接受既定的事实。

第三章　掌控自己的心

1. 普通群众

　　疫情期间，大部分普通群众未受到新冠病毒的直接影响，但其生活中的众多方面都或多或少受到了间接的影响。大部分影响来自隔离生活中的不便和不适应，以及一些现实层面的困难，主要分为以下几类：1）情绪反应；2）人际关系；3）躯体症状；4）行为反应；5）居家办公或学习。

情绪反应

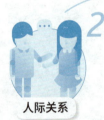

人际关系

躯体症状

行为反应

居家办公 / 学习

　　建议普通群众通过专业渠道获取科学的疫情信息和防护知识，关注并注意调节心理状态，保证规律的饮食和睡眠，维持良好的人际关系，并坚持适量的运动。

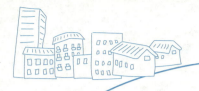

Q1: 当因害怕自己被传染，再传给家人而产生心理负担时，怎么办？

A: "心理负担"是一个很模糊的概念，当你感到自己有"心理负担"时，首先，尝试明确自己的感受到底是什么，是担心（对未来不确定的焦虑）、烦躁（对当下非常态生活的不习惯和失控感），还是无助（意识到自我能力下降、自我效能缺乏）、抑郁（长时间的无聊、无奈和孤独的感觉）？理清具体的情绪和感受会帮助你有针对性地寻求缓解负担的方法。在我们对自己的情绪有了一些觉察之后，可以去做一些转移注意力和提升控制感的事情，同时可以找个可以信任的人（同事、朋友、心理热线专员等）分享，把积压在心里的话吐露出来。其次，如果你的工作导致你处于易受感染的高风险状态，那么一定要做好自我防护工作，回家后第一时间做好洗手、换洗衣物等措施。最后，要认识到有时候疫情确实有防不胜防的一面。理性地向家人告知并讨论你面临的风险和你的顾虑，和家人一起制订抗疫计划，不要把负担都压到自己身上。

Q2: 家人因过分担心我的健康而引发自身的焦虑时，该怎么办？

A: 你自己最清楚自己的生活环境、生活习惯和身体状况，所以要信任你对于自己健康情况的评判。根据家人表达"过分担心"的方式，适当地回避、委婉地拒绝，或用其他他们能接受的方式为你自己划出你所需要的一个边界，减轻焦虑的来源。对于已经产生的焦虑情绪，可以尝试通过呼吸训练、瑜伽、运动等方式调节生理状态以调整心理状态。同时，从专业渠道获取疫情信息，科学合理地做好防护工作；也可以适时地和家人交流你具备的健康知识和采取的防护措施，以缓解他们的担心。

Q3: 如何缓解因无法与家人、恋人见面而产生的烦躁、焦虑、担心等情绪呢?

Q3

A: 当你因种种原因无法和想见的人见面时，可以利用身边的资源尽量拉近和他们的距离。电话、微信、视频等方式也许不能达到你所期望的效果，但作为条件有限的环境中的最佳选择，他们的声音和影像也许可以带给你些许抚慰。更重要的是，当现实中的局限确实无法逾越时，你可以试着告诉你自己"我已经尽最大努力了"。如果这句话属实，也许你可以得到一些宽慰；如果这句话不属实，那就去探索和尝试你还没试过的方法、还没利用的资源，变压力为动力。在照顾好你自己的同时，相信你牵挂的人也有能力照顾好自己。学会接纳无法改变的现实，并在此基础上合理、充分地做力所能及的事。

Q4: 在经济来源和收入水平受到疫情及隔离状态的负面影响时，感到焦虑、烦躁，这时应该怎么办?

Q4

A: 在这次疫情中，很多行业都受到了不同程度的影响，你一定不是唯一有这种困扰的人。根据收入水平受影响的程度，你可以参考以下的应对方式：1）合理分配或调整生活开销，避免或停止不必要的开支（搬到房租低一些的住所、降低话费套餐、暂停某些会员服务等）；2）开辟疫情、隔离期间保持工作运行的新方式；3）及时向可能受到你的收入水平影响的人（如员工、家人等）告知并理性沟通；4）根据自身能力和所在行业情况，寻找其他就业机会，创造新的收入来源。在这种情况下，要努力利用一切可利用的资源，相信你仍然拥有创造价值的能力，你可以选择主动出击，而不一定只在原地待命。

Q5: 看了很多负面新闻（如有人未按规定隔离导致多人感染）之后，该如何排解心中产生的愤怒、失望、绝望呢？

A: 在任何情况下，首先要记住你不用否定或忽视自己的情绪，因为每一种情绪的产生都有它的意义。如果你感到愤怒、失望或其他强烈的情绪，可以通过适当、健康的方式将它们抒发出来，比如有氧运动、高歌一曲、和你信任的人倾诉都是不错的方法。面对负面新闻，有时让我们感到生气、无力的是并不是每个人都能按规矩来，管好自己。然而，每个人只能对自己负责，很难去"控制"别人。因此，不如把每一则负面新闻都当作一种提醒和警示。虽然不能"控制"别人，但你可以对自己做出要求，也可以通过自己的言行影响身边的人，做力所能及的事情。

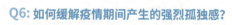

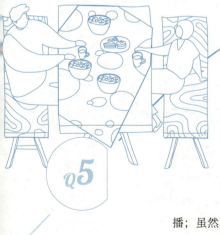

Q6: 如何缓解疫情期间产生的强烈孤独感？

A: 孤独感其实有不止一种，这里简单谈其中两种，看看是否符合你的情况。一个是因为长期无法和别人见面、社交而产生的孤独感。这种情况下，主动联系不在身边的家人、好友，通过语音、视频等方式进行线上社交。虽然不能约饭，但是可以连线吃播；虽然不能 K 歌，但是可以和朋友一起在小程序上开启麦霸模式。只有想不到的，没有做不到的。另一种情况是即便有人在身边但仍感到孤独或者空虚。这时你可能要问问自己是否关上了自己的心门。即便不和其他人交流，你也可以学着了解自己，和自己相处，学会爱自己，并找到自己想做的事情来填充这段独处的时光。

Q7: 伴侣在疫情期间情绪低沉，该怎么办？

A: 当你在意的人情绪低落时，你可能第一时间希望"做"一些什么，通过行动来帮助他。然而，比起你想为他做的，更重要的是他希望或者需要你做什么。因此，询问你的伴侣的实际需求，是沟通、陪伴和支持中非常重要的一件事。如果他能提出一些明确的需求，那么你可以尽你所能去满足；如果他也不知道自己需要什么，你仍然可以表达你的支持并予以耐心的陪伴，也可以帮他联系专业人员提供帮助（如心理热线）。有些时候，你能"做"的可能非常有限，但你的理解、包容和"无为"（如不打扰他、不给他添麻烦、不责备他）其实就是你能给他的最好的支持。

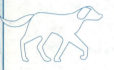

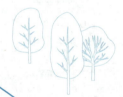

Q8: 疫情期间，家人原先的（与疫情无关的）疾病因医疗资源的紧缺未得到及时救治。如何处理由此产生的难过、内疚、委屈等感受？

A: 首先，能认识到自己有这些情绪是很重要的。不管是哪种情绪，都不要憋在心里独自承受，一定要找到适合自己的方式把它表达出来。如果不便和家人或朋友诉说，可以通过心理热线、心理咨询等专业渠道去调节和消化这些情绪。另外，要承认由于疫情而带来的客观局限以及因此给你和你的家人带来的影响，要认识到它是确实存在的，的确给我们的生活带来了一些不可逆转的改变。改变并不可怕，当你逐渐适应了改变，你不仅会拥有更充实的生活，你的抗挫折能力也增强了。你可以告诉自己，你已经做得很好了，你已经努力地尝试过各种方法了。但毕竟你不是全能的，也没有人可能是全能的。在疫情的大环境下，很多决定、取舍，虽然无奈，但也是当下唯一的选择。

人际关系篇

Q9: 疫情期间，为什么会常常与家人发生冲突和矛盾？

A: 对很多人来说，疫情期间与家人长期在同一空间从早到晚的不间断相处是前所未有，或者至少是很长一段时间没有过的经历。在这样的环境下，每个人本身都或多或少有一些负面情绪的产生和堆积，同时也会有一些以前没有在意或者没有体现出来的差异慢慢浮现。因此，冲突和矛盾的产生是难免且非常正常的。为了避免矛盾的产生，和家庭成员的沟通是必不可少的。你可以和家人说明自己的习惯、生活方式、工作时间，以及在生活中不希望被打扰或干涉的领域。在互相尊重的前提下，为自己创造需要的空间和边界，也理解家人需要独处的时间和空间。即便在同一屋檐下，也可以去实践"距离产生美"这句话。

Q9

Q10: 如何调节隔离期间出现的不愿交流，甚至仇视他人的心态？

A: 在寻找解决方法之前，你可以先关注自己的内心，去了解自己不愿和别人交流的原因是什么，仇视他人的心态是何时、在什么情境下产生的。比如，不愿交流可能是因为在疫情期间生活逐渐变得单调，除了谈论疫情没有其他事情可说，因此和很多朋友没有了共同话题。仇视他人，也许是因为恐惧、对别人的健康状况的不确定和不信任。在理清自己这些心态产生的原因以后，也许你会发现你对他人的这种防御和抵触并不是无根据地面向所有人的。在疫情好转之后，相信你依然有能力和意愿，从身边的家人、朋友开始，重新信任他人，和他人建立友好的关系。

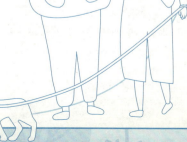

Q11: 如何缓解在疫情期间愈发紧张的亲子关系（主要由孩子的学习而引发的矛盾和冲突）？

A: 网上教学的形式给很多家长带来了不小的压力，在某种程度上也将一些教学任务安排给家长了。居家办公对很多成年人来说都是很大的挑战，更别说让小朋友在家上学了。所以，当你换位思考时，就能试着了解和理解孩子在家学习时遇到的困难和挑战，这就是建立良好的亲子关系的重要一步。当孩子对于学习任务不上心、有抵触情绪或有逆反心理时，家长切忌试图"控制"或"改变"孩子的行为。孩子不是一件物品，他们有自己的想法和情绪，在疫情之后孩子们也有自己的情绪反应。在和他们真诚地沟通、了解这些想法和情绪后，适当地引导、鼓励孩子，同时和老师交流，共同制订学习计划，让孩子感受到你和他们站在一起，你们正在共同应对这场突如其来的挑战。

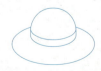

Q12: 城市解封后，身边的人不理解自己仍有对于出门、被传染的恐惧，该怎么办？

A: 如果对你来说，安全和健康是最重要的，即便别人不理解也不用着急硬着头皮出门。给自己一些时间，通过官方渠道和街坊邻居、亲朋好友分享的经验、反馈等去评估周围环境的风险，了解不同场合人口的密集程度。如果你有条件做好防护措施，也了解到自己所在的小区、周边的超市等场所里卫生防护工作做得很好，却依然感到害怕，那么你恐惧的也许不是出门这种行为本身。你可以问问自己，你恐惧背后的原因是什么？也可以和身边的人讨论这个问题，让他们了解你恐惧的根源，说不定还能给你提供适当的帮助。

Q13: 疫情期间无法出门参加集体活动，整日在家闷着。如何缓解这种情况下产生的失眠？

A: 在家隔离期间户外活动减少，可能导致你的运动量不够，精力过剩。然而，即便只是在家待着，也不一定就是"闷着"的状态。虽然跳不了广场舞，但可以自己在家跟着音乐舞起来；虽然去不了健身房，但可以跟着手机上的小程序做运动。保持一定的运动量，适当减少每天的吃饭次数或饭量，会对睡眠有一定的帮助。如果还是失眠，可以尝试在睡前听一些轻音乐或其他有助于入睡的音乐，或者试试简单的睡前瑜伽、冥想等其他替代活动。

躯体症状篇

Q14: 因焦虑、恐惧、愤怒等情绪导致失眠，睡觉不能关灯，该怎么办？

A: 如果你的失眠是由情绪所影响，可以尝试以下方法帮助入睡：1）睡前 1~2 小时以内避免接触会引起强烈情绪的人、事、物（如看与疫情相关的新闻）；2）给自己建立一套睡前的固定习惯，坚持每晚执行这一套动作（如洗澡→做做伸展运动→看一会儿书→睡觉）；3）调整睡眠环境，营造容易入睡的灯光、音乐、气味（如在床头放置助眠的香薰）等；4）难以入睡时可以起来做点儿让自己容易犯困的事情再回到床上；5）避免在失眠时不停看表，这样容易导致失眠的加重。此外，如果开着灯可以帮助你入睡，在不影响别人的情况下，可以留一盏床头灯或小夜灯。

Q15: 由于疫情期间产生的焦虑情绪导致身体状况也受到影响，该如何保证身心健康？

A: 当你意识到自己有比较强烈的焦虑情绪或其他影响到生理健康的心理状态时，可以通过拨打心理援助热线、进行线上咨询、去医院就诊等方式调节自己的心理健康。与此同时，就像心理健康会影响身体的状态一样，保持良好的身体状态也有助于缓解你的情绪。以下几点看似简单，但是会对身心健康都有帮助：1）保证规律、健康、平衡的饮食；2）维持规律、充足的睡眠；3）坚持适当、适量的运动；4）尽量避免长时间刷手机、看新闻，回避压力源；5）与家人朋友保持联系，互相支持。

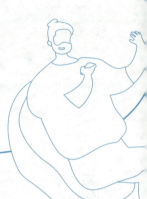

Q16: 疫情期间，固有精神疾病得不到必须的药物而导致失眠严重，该如何解决？

A: 疫情期间，一些医院或其他心理治疗机构开通了网络平台，为大众提供线上心理支持。如果你之前去过医院就医，可以尝试联系你的医生或医院询问是否有线上渠道可以让你继续购买之前的药物，或询问医生对于你的情况有什么建议。在疫情常态化防控期间，很多咨询师仍然在提供免费的线上咨询服务。如果能通过心理咨询调整自身的心理状态，相信对你的睡眠也会有一些积极的影响。

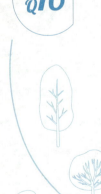

Q17: 如何克服在家学习或办公时忍不住不停玩手机的行为？

A: 疫情期间人们对手机的依赖确实会造成一些困扰，尤其是工作或学习的内容需要用手机辅助的时候。针对这个问题，可以尝试以下几个建议：1）给手机设定使用时限和锁屏时间；2）给具体的某些容易让你浪费时间的小程序设定使用权限或时限；3）没有必要使用手机时，将手机放在别的房间或者锁在抽屉里；4）与家人达成协议，在自己完成一定的工作或学习任务之前手机由家人保管。如果你发现自己不停玩手机是因为没有其他事情做，建议先花一些时间给自己做个时间规划，或将自己一直感兴趣但疫情之前没时间做的事情列出来，在实施以上建议的同时让自己忙起来。

Q18: 作为学龄孩子的家长，如何抑制自己看到孩子玩手机就忍不住指责的冲动？

A: 现在不管是大人还是小孩，手机不离手仿佛都已成为一种常态。在看到孩子玩手机时，可以尝试以下几个建议：1）先问清楚孩子在"玩"什么，是打游戏、查资料，还是和同学联系。如果家长没搞清状况就劈头盖脸地指责孩子，就会容易增加孩子对家长的不信任感和距离感。2）如果孩子是在玩游戏，尝试带着好奇的态度去了解孩子玩的是什么游戏、为什么喜欢这个游戏。并不是所有游戏都是不好的，有些游戏可以益智、学知识，或作为一种社交方式和同学保持联系。3）将自己内心的想法和情绪表达出来。家长如果担心长时间玩手机对眼睛有害、影响学习、影响休息等，不妨将自己的担心和爱说给孩子听，变指责为关心，化冲突为沟通。4）家长以身作则，管理好自己对手机的使用方式和时间也是非常重要的。5）和孩子一起进行有益的运动。6）提高亲子沟通质量。7）了解孩子的需求，帮助孩子学习有益的行为方式，以此来应对生活中遇到的挑战和困难。

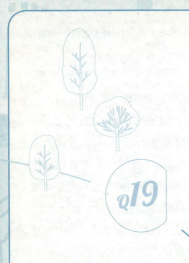

Q19: 医生诊断自己没有得病，自己却无法相信医生，总觉得自己生病了，该怎么办？

A: 也许你在理性上可以认同医生的诊断，但在情感上对自己的身体状况还是会有一些担心。有些肢体上的感觉虽然确实存在，但不代表就是某种疾病的症状。在做了专业、全面的检查后，你可以去了解某些躯体感受的多种产生原因。比如，胸闷气短不一定是肺出了问题，可能只是气温、气压变化导致的不适；膝盖疼痛不一定是关节炎，可能是正常的劳损。如果仍然认为自己得了病，你可以一边通过调整饮食等生活习惯保证自己的生理健康，一边想一想自己真正担心的是什么。如果你觉得自己需要更多的指导和支持，也可以寻求心理咨询师等专业人士的帮助。

Q20: 因为害怕生病而不敢走出房间、家门时，该如何处理？

A: 在疫情期间产生的这种恐惧是普遍且正常的，这说明你十分珍惜自己的健康和生命，对自己非常负责。当这种恐惧影响到了你的正常工作、生活时，自己可以从行为和想法上尝试去做一些改变。在行为上，加强对自己的保护措施，如居家环境的合理消毒，出门佩戴口罩、手套等。同时，尽量获取正确、真实的抗疫和防护信息，明确被感染和生病是由与感染源发生密切接触产生的，而不是由"出门"这个行为或你所在的位置、空间决定的。基于对病毒的正确认识，可以在做好防护的情况下尝试逐渐扩大活动范围。如果你发现自己很难独自出门，也可以找家人或你信任的朋友陪伴你一同出行。

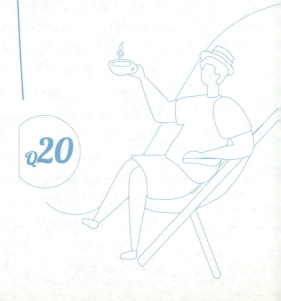

Q21: 如何缓解在听到咳嗽声或看到身边的人没戴口罩时产生的担心，克制自己胡思乱想？

A: 要相信，你的担心和胡思乱想都是有原因的，是你的大脑和身体在给你传递信号。这些情绪和想法的产生都是为了保证你的健康和安全。与其尝试克制这些信号，不如静下心来，尽量平静地去感受和理解它们想告诉你什么。比如，尝试理清你"胡思乱想"的内容是什么，你的担心的背后是什么，根据你得到的答案，有针对性地对它们做出回应。别人是否健康或戴不戴口罩，我们无从得知也无法控制，但我们可以管好自己，关注自己的健康并做好自己的防护工作。在此基础上，不必将自己的担心和胡思乱想当成困扰，而是把它们当成指示灯，帮助指引自己的行动。

Q22: 如何应对、缓解疫情期间产生的强迫行为（如反复刷手机、清洁、洗手等）？

A: 通过对自己和身边的人的观察，对于自己的强迫行为有清晰的认识是重要的第一步。如果这些行为已经对你的工作、学习和生活产生了困扰，可以尝试通过以下步骤去缓解：1）留意强迫行为发生前是否有固定的刺激源（如只要碰到门把手就必须洗手）；2）留意强迫行为发生时自己的想法和情绪（如有"不洗手我就会被感染"的想法，并开始担心、害怕）；3）想想自己去做这个强迫行为的目的（如为了不被感染）；4）冷静分析自己的想法是否合理、有根据，做完强迫行为是否能达到预期的目的；5）寻找其他可以达到你想要的目的的方法（如外出时携带消毒纸巾、消毒洗手液，而不需要每隔几分钟就找地方洗手）。

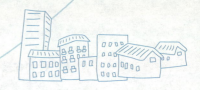

Q23: 在家上网课期间，如何保持高效学习？

A: 线上学习和线下学习有很多不同的地方，保持高效学习的第一步是了解自己的学习习惯。你可以问自己以下几个问题：1）网课的哪些因素影响了我的学习效率？2）上网课以来有哪些因素使我容易松懈、哪些能防止我偷懒？对大多同学来说，在家学习与在学校学习很大的一个区别就是时间的规划和利用没有了固定的模式。因此，自己做好时间规划和管理会对你的学习状态有很大的帮助。即便不用去学校上课，也尽量保证每天在同样的时间起床、休息、用餐、睡觉，给自己建立一套固定的时间表。此外，创造一个干扰尽量少的学习环境，给自己的手机和电脑上的游戏设定时间限制也是值得一试的方法。

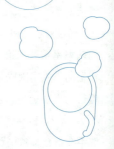

Q24: 为什么感觉在家办公比在公司上班压力还要大？如何缓解居家办公的压力？

A: 在家办公容易使工作和生活的界限变得非常模糊：家人认为你应该帮忙做家务、管孩子，老板觉得晚上八九点还可以给你派任务。这样的模糊界限导致的无法专时专用可能是压力上升的一个主要原因。另外，家里的环境相比工作环境多了很多干扰，对你来说也存在着更多的"舒适圈"，比如床、沙发等平时是你休息娱乐的地方。基于这些难题，你可以有针对性地做一些规划，以下建议供你参考：1）和家人约定好，在你的工作时间尽量不来打扰你；2）和家人合理分工，制订带孩子、做家务等计划；3）开辟专属于你的工作空间；4）在工作时关掉电视、音响等娱乐设备。如果你不是家中唯一居家办公的人，和有相同经历或困扰的家人及时沟通、一起吐槽也是减压的好办法。

Q25: 如何更好地适应面对很多人直播等线上办公的形式?

A: 线上办公的模式由疫情而起, 但也有可能会延续到今后的日常工作中。如果你不太适应或者不喜欢面对多人以视频或直播等形式工作, 可以根据你所用的软件或平台做一些调整。比如, 很多工作平台可以选择当多人在线时你看到的屏幕是什么内容。在这种可以调节的软件中, 你就可以根据自己的喜好调成只能看到自己, 或者只能看到正在说话的人的模式, 而不是同时能看到所有在线的人。另外, 你还可以把对话框最小化, 或者关掉你的摄像头, 只通过音频参与会议。如果不能避免线上办公的形式, 抵触或者排斥只会让自己的工作更加困难。相比之下, 你可以调整对于线上办公的理解和认识, 找到适合你的独特的线上办公模式。

🔍 **参考文献:** ⭐

[2] 人民卫生出版社. 新型冠状病毒感染的肺炎公众心理自助与疏导指南 [J/OL]. 摘取自: 国家卫生健康委员会疾病预防控制局 (2020-02-03) https://article.xuexi.cn/articles/index.html?art_id=14499275994511157977&t=1581039363950&study_style_id=feeds_default&showmenu=false&pid=&ptype=-1&source=share&share_to=wx_single&from=singlemessage

Q25

2. 患者及家属

　　新冠肺炎的患者及家属受到病毒的直接冲击, 在健康和生活上都受到了一定程度的影响。这个群体主要的困扰体现为焦虑、恐惧、愤怒、孤独、茫然、无助等情绪。自身受到病毒侵袭的同时也有可能被他人贴上"传染源"等易招致不友好眼光和待遇的标签, 被双面夹击, 压力很大。建议患者及家属对新冠病毒、疫情进行充分、科学的了解, 信任医护人员及相关机构, 客观评估自身状况, 保持乐观的心态, 积极配合治疗, 坚持抗疫[2]。

Q26: 我是一名新冠肺炎的康复患者，虽然出院了，但周围的人仍然用异样的眼神看我，有意无意地回避甚至排挤我，我该怎么办？

A: 人们对于未知的恐惧和保护自己的本能是很强大的，甚至有时候会变成非理性的冲动。因此，对于康复患者的异样眼光，甚至歧视，其实并不是针对某一个人，而是人们对生存欲望的一种外在体现。对于别人看待、对待你的方式有一种客观、中立的理解也许并不能减轻你的不适感，但希望可以让你对自己多一份关怀，对他人多一份包容。当你需要外出或需要与人近距离接触时，提前做好合理的预期，也可设想一下如果别人的言行举止使你感到不适时你会如何回应。条件允许时，可以和对方交流一些有关康复患者的免疫力、传染性等信息。当然，即便康复了，自己还是要做好防护工作，不能掉以轻心。

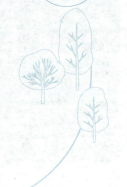

Q27: 我是一名患者的家属，每天都非常担心在医院的家人，但感觉自己完全帮不上忙，非常崩溃。在这种情况下，我能做些什么？

A: 如果你的家人已经在医院进行治疗，那么请相信我们的医护人员会尽最大的努力救治你的家人。在专业的医疗服务方面也许你真的帮不上忙，但是你可以通过视频等沟通方式给他支持和温暖。比如，1）与家人保持文字、语音、视频的联系，让他感受到你的牵挂和陪伴；2）及时询问他的需求，如生活必需品是否充足，在力所能及的范围内去满足；3）询问他在工作、学习等方面是否有需要联系或安排的事情需要你帮忙；4）调整你自己的状态和情绪，向他呈现积极的面貌，让他可以放心，专心地养病。同时，照顾好自己，对你患病的家人就是一种帮助和支持。因为如果自己的身体或心情不好，就无法有效地给患病的家人提供支援和帮助，所以自己的心理状态和身体健康也是很重要的，需要用心维护。在身体健康方面，保持规律的饮食、充足的睡眠和适当的运动，避免过度饮酒或使用其他能引起成瘾性的药物。在心理状态方面，有选择地了解疫情相关的新闻和信息，多与家人和朋友交流、沟通，分享你的想法和感受。

3. 病亡者家属

对于在疫情期间丧亲的人们来说，家人的离去无疑是这次疫情带来的最大的丧失。丧亲者不只失去了对自己很重要的人，也失去了与之相伴的一些身份、一种生活模式、日常的习惯等。然而，斯人已逝，生者如斯，活着的人依然要直面生活。建议病亡者家属在接受家人逝去这个事实以后，接纳并适时、适当地抒发自己的哀伤、愧疚、悲痛等复杂情绪，建立自己的社会支持网络，寻求所需资源，找到可以让自己继续前行的意义和勇气。

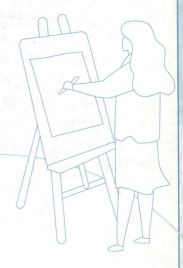

$Q28$

Q28：我有家人因感染新冠肺炎去世了，我感觉天都塌了，我怎么才能继续面对今后的生活？

A：亲人的离去对你来说可能是一个重大的丧失，在经历这样的丧失后，你一定会产生很多复杂的感受。试着读读下面的文字，让你的身心逐渐安稳下来，重拾面对今后生活的勇气和信心：1）理解和接受自己的反应及情绪。以哀伤为例，它是我们经历丧失以后很正常的一种情绪，而且这种情绪可能会起起落落，这都非常自然。找到适合你的方式，将它充分、自由地表达出来。2）接纳自己的痛苦，尝试梳理自己的思绪和情绪。3）在绝望中寻找希望，看到未来依然有意义，找到生活的新方向。4）在保持与他人的联系的基础上，学会表达自己的需求，包括拒绝一些你暂时无法履行的责任。5）与逝去的家人的一些物品建立联结，还可以利用它们举行一个自己的小仪式与逝者告别。6）找到自己独特的方式让逝者继续活在你的记忆中。这几个建议只能简略地为你指出一些方向，你还可以根据自己的情况和需求，及时寻求专业的心理支持。

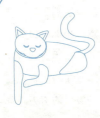

4. 疫情防控医务工作者

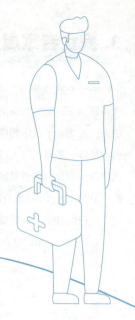

　　奋斗在抗疫最前线的医护工作者肩负着职业道德和责任感，顶着多重风险，无私地与病毒抗争，救治患者。与病毒的近距离接触、高强度的工作环境、对自己和同事健康的担忧、与家人长期的分别，种种因素都可能影响甚至威胁医护人员的心理状态和整体的健康情况。建议医务工作者及时关注、接纳自己的情绪，在工作间隙通过适当的方式休息调整、发泄内心堆积的压力，保证基本的生理健康，需要时可通过专业渠道寻求心理支持和援助。

Q29

Q29: 作为医护工作者，如何应对自己的压抑感、恐惧感以及感觉自己"很脏"等情绪？

A: 任何情绪如果长期不处理都有可能在心里堆积起来，不知道什么时候就会以某种形式爆发出来。因此，适时、适当地将情绪抒发出来是很有必要的，也会对你的心理状态有所帮助。你们在工作中所面临的困难和挑战也许是其他人无法体会和感受的，但是你不是一个人在战斗，有很多同事和你并肩同行，他们和你有着相似的经历。在工作间隙，和同事说说你的想法和感受，找到情绪的共鸣，可以帮助你认识到你并不是孤独地在痛苦中挣扎，有其他人分享你的心情[1]。另外，虽然你的亲朋好友也许不太理解你的工作内容或具体事件，但是在巨大的挑战和困难面前的无力感、无助感，以及看到生命逝去的悲伤、无奈等情感是人类共通的，是你身边的人可以体会的。所以，也要信任你身边的人有能力感你所感，是你可以倾诉的对象。此外，也可以尝试通过写日记、画画、听音乐等方式放松身心，给情绪一个出口。最后，认识到你个人、你所在的医院以及医学本身的局限，没有什么是全能的，只要你尽了最大的努力，你就是问心无愧的。大家都很感谢你们的付出！

🔍 **参考文献：** ⭐

[1] 丛中. 突发事件心理危机与干预 [PPT]. 北京大学精神卫生研究所, 2006.

Q30：我觉得我跟自己的状态有点脱节了，也不知道自己到底心理状态如何，我该注意哪些信号以预防心理崩溃？

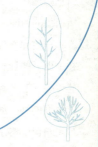

A： 意识到你"脱节"的这个状态本身就是一种心理适应的觉察，除此之外，还可以留意以下几个信号：1）有担心、恐惧的情绪，或伴有心慌、出汗、发抖等躯体症状；2）过度疲劳，睡眠质量大幅度下降，食欲暴增或骤减；3）情绪低落或淡漠，产生委屈、无助、挫败、自责等感受，将自己处于孤立位置，甚至导致自我攻击的情绪；4）产生抑郁情绪，对很多事情失去了兴趣；5）情绪不稳定，内心的感受变化无常，与所经历的事情不符。这里简单列举的现象都是身体向你发出的预警信号，提醒你要关注自己的心理健康。如果你产生了无望的感觉，觉得自己的工作和生活中其他事情都没有意义，应及时寻求专业的心理援助。记住，求助不等于软弱，而是一种勇气和力量的体现。

5. 公安民警等一线工作人员

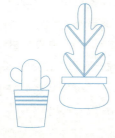

民警、社区工作者等一线工作人员在疫情期间长期处于高压、高强度的工作状态，其体力、精力和心理状态都有可能受到一定的影响。奋战在一线的工作者不仅要保证群众的安全、满足其基本需求，还要协调政府、医院、街道等多方关系。这个群体的主要困扰不光涉及自身情况，也包括因他人的抱怨、不理解，甚至指责而产生的压力和负面情绪。建议一线工作人员客观看待并认可自己的工作，允许自己有休息、放松的时间，寻求必要的人际和社会支持。

Q31: 作为一线工作人员，高强度的工作使自己随时处于应激状态，饮食、睡眠都受到影响。如何预防身体和精神上的崩溃？

A: 工作固然重要，谢谢你的辛苦工作！然而，身体是革命的本钱，维持基本的身体、精神和心理状态才能继续投身于工作。你的工作中也许会有很多不可控的因素，但你的生活中也有一些你自己可以控制的事，你可以在这些地方多留心做一些预防工作：1) 饮食。尽量规律饮食，不能因为工作忙而忽略吃饭。就算吃饭时间只有五分钟也要保证每天有两到三餐，即使你的"一餐"就是路边超市买的一个小饭团。2) 信息筛选和判断。除了必要的工作之外，有选择性地接收和查看与疫情相关的新闻和信息也是你可以掌控的。3) 运动。你的工作环境和强度不一定允许你去健身房或在外面慢跑，但你可以在空闲的几分钟站起来做一些舒展运动，活动一下颈部和肩部。4) 给自己找乐子。你有感受快乐和放松的权利，不管是工作中还是工作之余，你都可以让自己紧绷的神经适当放松一下，看看让你微笑的照片、让你捧腹的视频，或者自己哼支小曲，逗逗路边的野猫，聚焦于生活中美好的体验。

参考文献：

[2] 平安原州. 疫情期间民警心理自我调适手册 [J/OL]. 摘取自：澎湃新闻. 澎湃号. 政务. (2020-02-14) https://www.thepaper.cn/newsDetail_forward_5985422

Q32: 由于工作原因面临和家人分别，家人有时并不理解，甚至会责怪我；工作过程中也会有来自群众的不理解和不配合。面对这一系列的压力，我该怎么进行自我调适？

A: 在工作压力和强度都很高的情况下，希望让所有人都满意可能是你给自己加上的额外一层负担。首先，要调整自己的想法，认识到你不可能做到完美，满足所有人的需求。既能陪家人或让家人放心，又能全身心投入工作，并得到工作对象的支持和理解，这是一种理想状态。在现实情况下，厘清在当下这个情境和时刻什么是对你最重要的，也许可以给你指明一些方向，帮助你合理分配时间和精力，建立合理的预期，以缓解不必要的压力。其次，能认识到你不能"控制"别人的反应也很重要。你能做的是尝试表达自己的想法和情绪，与别人沟通，但对方如何回应是你控制不了的。另外，要找到适当的方式宣泄自己压抑的情绪，不管是吼出来，找人倾诉出来，大声唱出来，还是通过运动的汗水挥洒出来，尽量不要让情绪憋在心里[2]。

6. 低保对象／特困人员／特殊困难老年人
困境儿童／流浪乞讨人员／残疾人

　　和普通群众相比，困难人群在疫情期间可能面临着独特的风险和挑战。防控疫情的基本且必要的因素包括信息的获取和传递、卫生条件的保障、人口密度较低的安全空间等，这些可能需要外界的支持和帮助才能满足。如果你属于这个群体，建议你全面、充分地了解自己应有的权益，尽可能利用社区、政府等身边的资源，学习科学的防护知识，积极主动地搜索资源，配合相关工作人员的工作。

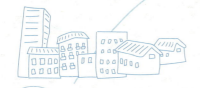

Q33: 疫情期间，困难人群可能会面临哪些风险和挑战？

A: 从官方渠道获取正确、科学的信息是疫情防控的重要组成部分。对于一些困难群体来说，获取这些信息可能会有困难。如果不知道有疫情危险的地区、疫情发展的情况，或者不了解必要的防护知识，有效地防控疫情就会成为很大的挑战[3]。即便能够及时获取信息，部分人群难以理解信息内容，无法与他人交流、沟通信息的情况也有可能存在。另外，有些困难群体通常活动、居住于人口密度较大的场所，加上自身存在原有疾病的概率较大，受感染的风险比普通群众会高一些。在防护方面，是否能获取防护物资，是否有干净的水源保证个人卫生，饮食的来源和卫生程度如何等，都是他们会面临的挑战。

🔍 **参考文献:**

[3] Center for Disease Control and Prevention. 无家可归者 [EB/OL]. 摘取自: 全国免疫与呼吸系统疾病中心病毒性疾病部 . (2020-06-12) https://chinese.cdc.gov/coronavirus/2019-ncov/need-extra-precautions/homelessness.html.

参考文献：

[4] 疾病预防控制局.关于印发新型冠状病毒感染的肺炎疫情紧急心理危机干预指导原则的通知 [EB/OL].摘取自：(2020-01-26) http://www.nhc.gov.cn/jkj/s3577/202001/6adc08b966594253b2b791be5c3b9467.shtml.

Q34：你可以为这些困难群体提供哪些帮助？

A： 疫情期间，尽量以社区或其他有组织的机构为单位，系统地向困难群体提供有质量的帮助。以下几项建议供参考：1）如果你属于某一个困难群体，且有指定的为你提供服务的工作人员或机构，及时向他们了解疫情相关信息，获取防护用品；2）通过尽量少接触的方式为困难群体提供疫情相关的科普信息，使其增强防控意识，了解周边的医疗资源，并帮助他们建立紧急联系人名单；3）向困难群体捐赠干净的衣物和生活用品，提供必要的饮食，降低他们出行的需求；4）联系属于困难人群的个体的监护人，共同制订防控计划。

7. 其他特殊人群

Q35：我觉得我的家人有一些新冠病毒的症状，但他就是不愿意去医院测试或治疗，我该怎么办？

A： 不愿意就医的原因可能有多种，首先你可以尝试以不评判的态度和家人聊聊他拒绝去医院的原因，看看是否属于以下几种情况之一：1）害怕在医院发生交叉感染或确诊所带来的严重后果；2）盲目自信，存在侥幸心理；3）觉得自己确实感染了病毒，因而产生病耻感或负罪感；4）对医院等社会机构和他人缺乏信任或有抵触感；5）人格或个性上的因素，如偏执、想法极端等；6）有其他原因不愿公开个人信息及近期行程。在了解家人不愿就医的具体原因后，有针对性地进行引导和劝说；利用官方渠道发布的科学信息进行交流，理性对待，避免发生冲突、互相责怪。如家人依然坚持不就医，你可以咨询当地专业医疗机构寻求解决方案。首先，你可以做好自己的防护工作；其次，你可以通过咨询医疗机构、线上平台等专业资源帮助家人；最后，照顾自己的心情，心情好也可以调节自己的身体健康[4]。